BEI GRIN MACHT SICH IHR WISSEN BEZAHLT

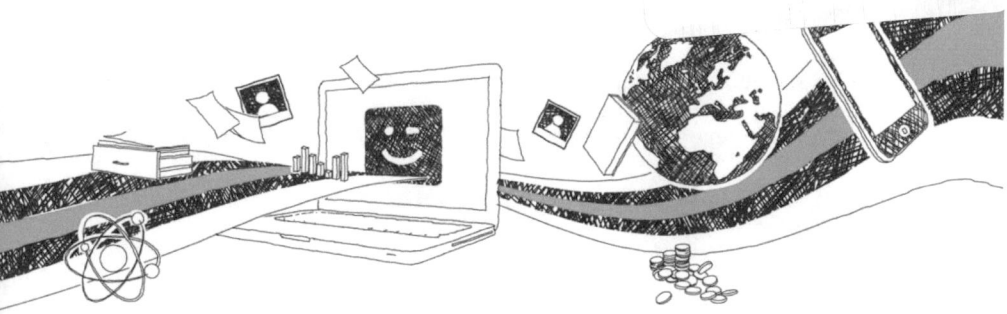

- Wir veröffentlichen Ihre Hausarbeit, Bachelor- und Masterarbeit

- Ihr eigenes eBook und Buch - weltweit in allen wichtigen Shops

- Verdienen Sie an jedem Verkauf

Jetzt bei www.GRIN.com hochladen und kostenlos publizieren

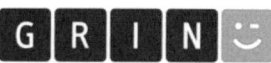

Bibliografische Information der Deutschen Nationalbibliothek:

Die Deutsche Bibliothek verzeichnet diese Publikation in der Deutschen Nationalbibliografie; detaillierte bibliografische Daten sind im Internet über http://dnb.d-nb.de/ abrufbar.

Dieses Werk sowie alle darin enthaltenen einzelnen Beiträge und Abbildungen sind urheberrechtlich geschützt. Jede Verwertung, die nicht ausdrücklich vom Urheberrechtsschutz zugelassen ist, bedarf der vorherigen Zustimmung des Verlages. Das gilt insbesondere für Vervielfältigungen, Bearbeitungen, Übersetzungen, Mikroverfilmungen, Auswertungen durch Datenbanken und für die Einspeicherung und Verarbeitung in elektronische Systeme. Alle Rechte, auch die des auszugsweisen Nachdrucks, der fotomechanischen Wiedergabe (einschließlich Mikrokopie) sowie der Auswertung durch Datenbanken oder ähnliche Einrichtungen, vorbehalten.

Impressum:

Copyright © 2019 GRIN Verlag
Druck und Bindung: Books on Demand GmbH, Norderstedt Germany
ISBN: 9783668889743

Dieses Buch bei GRIN:

https://www.grin.com/document/460875

Mi Ja

Das Neue Denkmodell und seine Relevanz für die Physiotherapie

GRIN Verlag

GRIN - Your knowledge has value

Der GRIN Verlag publiziert seit 1998 wissenschaftliche Arbeiten von Studenten, Hochschullehrern und anderen Akademikern als eBook und gedrucktes Buch. Die Verlagswebsite www.grin.com ist die ideale Plattform zur Veröffentlichung von Hausarbeiten, Abschlussarbeiten, wissenschaftlichen Aufsätzen, Dissertationen und Fachbüchern.

Besuchen Sie uns im Internet:

http://www.grin.com/

http://www.facebook.com/grincom

http://www.twitter.com/grin_com

1	**EINLEITUNG**	2
2	**BIOGRAFIE ANTJE HÜTER- BECKER**	2
3	**DAS NEUE DENKMODELL**	3
	3.1 Entstehung und Entwicklung	3
	3.2 Modellkomponente	5
	3.3 Grundannahmen und Zielsetzung	7
	3.4 Theoretische Aussagen	7
	3.5 Das Beispiel der Sinfonie	8
	3.6 Das Neue Denkmodell und die ICF	9
	3.7 Relevanz für den therapeutischen Beruf	9
4	**SCHLUSSBETRACHTUNG**	10
	4.1 Kritischer Diskurs	10
	4.2 Fazit	10
5	**ABBILDUNGSVERZEICHNIS**	12
6	**LITERATURVERZEICHNIS**	12

1 Einleitung

Die vorliegende Arbeit thematisiert das vor ca. 12 Jahren entwickelte „Neue Denkmodell in der Physiotherapie" und somit das erste deutsche theoretische Konzept. Dieses theoretische Modell gliedert die Physiotherapie nicht mehr in die Fächer der klinischen Medizin, sondern gibt dieser Disziplin eine eigene Struktur und ordnet ihr beinhaltetes Wissen. Sie orientiert sich an den Funktions- und Organsystemen, „an denen physiotherapeutische Interventionen ihre Wirkung entfalten:

- Bewegungssystem
- Innere Organe
- Bewegungsentwicklung und Bewegungskontrolle
- Erleben und Verhalten." (Hüter- Becker et al., 2002, S.1).

Das Modell schafft eine Grundlage für neues Denken und Handeln im Therapieberuf und verdeutlicht Inhalte und Absichten, sowie es Behandlungsansätze genau beschreibt. Um eine gewisse Nachvollziehbarkeit für das „Neue Denkmodell" und seine Bezugswissenschaften (Psychologie, Philosophie, Pädagogik, Soziologie und Medizin) zu gestalten, haben wir uns zu Beginn mit der Biografie seiner Urheberin auseinandergesetzt. Im weiteren Verlauf haben wir uns mit der Entstehung und Entwicklung des Konzepts beschäftigt, um einen Überblick über das Thema der Modellkomponenten zu erlangen. Danach knüpften wir an die Grundannahmen und Zielsetzungen der physiotherapeutischen Intervention an, so dass wir die theoretischen Aussagen herausfiltern und konkretisieren konnten. Als nächstes skizzierten wir das Beispiel der Sinfonie von Antje Hüter-Becker zum besseren Verständnis der Zusammenhänge ihrer Intervention. Im Anschluss empfanden wir die Erläuterung der Relevanz des Modells bezüglich des therapeutischen Berufes von großer Wichtigkeit. Zuletzt begutachteten wir das Modell kritisch, fassten bereits von verschiedenen Autoren geäußerte Kritikpunkte zusammen und bauten abschließend unter diesen Auffassungen und allen vorherigen Themen unserer Arbeit das Fazit auf. Auf den Aspekt der Anthropologie und Ethik dieses Modells kann im Rahmen dieser Arbeit, auf Grund seiner Komplexität und Reichweite nicht eingegangen werden.

2 Biografie Antje Hüter- Becker

Die am 28. Mai 2016 verstorbene, Antje Hüter- Becker, schloss 1964 ihre Ausbildung zur Krankengymnastin in Köln ab. Im Anschluss wurde sie 1968 Physiotherapeutin an der Universitätsnervenklinik in Köln (Scheel, 2013, S.74) und arbeitete in ihrem ersten

Praxisjahr hauptsächlich mit querschnittsgelähmten Patienten. Sie übernahm bereits ein Jahr später die Leitung der Krankengymnastikabteilung in der Universitätsnervenklinik in Köln. Während ihrer Tätigkeit bildete sie Physiotherapeuten/-innen und Lehrkräfte aus. Darüber hinaus übernahm sie im Jahre 1975 die Schulleitung an einer in Heidelberg ansässigen Berufsfachschule, an welcher sie 20 Jahre tätig war. Noch im selben Jahr entwickelte Hüter- Becker im Auftrag des ZVK ein Ausbildungscurriculum (Scheele, 2013, S.75). Ungefähr 12 Monate später durfte sie sich Chefredakteurin der Zeitschrift „Krankengymnastik" nennen. Sie konnte sich mit dieser Arbeit identifizieren und empfand die Zeitschrift als „Aushängeschild des Berufsstandes.", jedoch gab sie ihre Aufgabe nach ungefähr 30 Jahren ab. Des Weiteren übernahm Sie 1996 die Leitung der Kommission „Struktur des Faches Physiotherapie = Neues Denkmodell" (Steinecke, 2006, S.7), worauf sie 1997 das Modell veröffentlichte. Zusätzlich wirkte sie als Mitherausgeberin an einer Buchreihe mit(Scheele, 2013, S.75) und engagierte sich in der Berufspolitik als Vorsitzende im ZVK (Deutscher Verband für Physiotherapie e.V.), zunächst auf Landesebene und folglich auf Bundesebene. Insgesamt veröffentlichte die Autorin zwei für ihre Arbeit wichtigen literarischen Texte, wobei der zweite Text lediglich als gedankliche Fortführung ihres „Neuen Denkmodells" angesehen wird (Scheele, 2013, S. 75).

3 Das Neue Denkmodell

3.1 Entstehung und Entwicklung

Wie bereits in der Biografie erwähnt, wurde das Theoriemodell im Jahre 1997, in der Zeitschrift „Krankengymnastik" veröffentlicht. Durch das Modell wollte Frau Hüter- Becker die Strukturlosigkeit der Physiotherapie und ihre Abhängigkeit von der Medizin verändern. Das neue Denkmodell beschreibt die Physiotherapie als eigenständige Disziplin, welche das zentrale Motto „Einheit in der Vielfalt [...]" (Höppner & Richter, 2018, S. 116) innehat. Während in der ersten Veröffentlichung noch die Ebenbürtigkeit der Krankengymnastik zur Physiotherapie besteht, wird in den späteren Veröffentlichungen ausschließlich der Begriff der Physiotherapie verwendet. Wie in der folgenden Abbildung dargestellt ist die Bewegungstherapie fundamental für die Behandlung eines/r Patienten/-in und wird von acht weiteren Therapieformen vorbereitet und ergänzt.

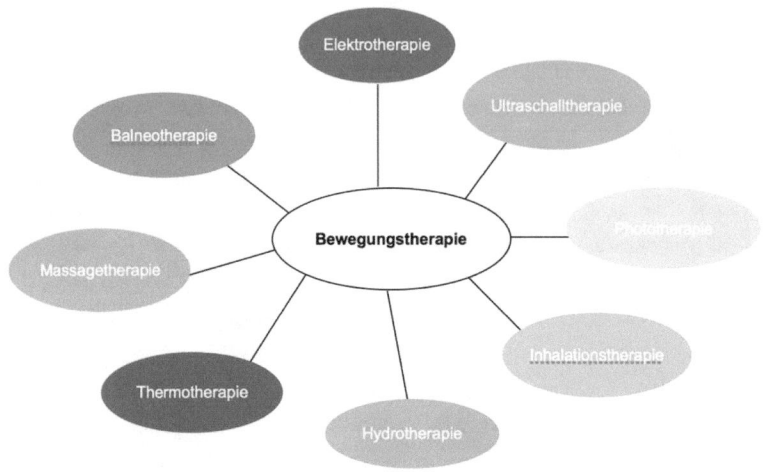

Abbildung 1: Die Bewegungstherapie mit ihren Therapieformen, durch welche sie vorbereitet und ergänzt wird.

Nach weiteren Überlegungen stellte sich Hüter- Becker die Frage, inwiefern die Bewegungstherapie Einfluss auf das Organ- und Funktionssystem nimmt. Folglich entstand ein neuer Wirkansatz: „…die Physiotherapie stellt [sich] als ein eigenständiges Fach [vor], dass seine spezifischen Inhalte sowie seinen Denk- und Handlungsansatz innerhalb der Medizin definiert und seine präventiven, kurativen und rehabilitativen Aufgaben formulieren muss." (Hüter- Becker et al., 2002, S.1). Infolgedessen wurden vier „Wirkorte" gebildet, diese sind das Bewegungssystem, das Erleben und Verhalten, die inneren Organe sowie die Bewegungsentwicklung und –kontrolle. Die Therapeuten arbeiten an allen vier „Wirkorten" gleichzeitig, indem sie in jeder Behandlung einen anderen Schwerpunkt legen und somit auf alle Komponenten einen Einfluss nehmen können. Darauf integrierte man die Lebensbereiche und Sozialbezüge in das Modell, so dass eine bio- psycho- soziale Ganzheit entstand. Zuletzt ordnete Hüter-Becker im Jahre 2014 zu den bereits erwähnten Modellkomponenten einen fünften Aspekt ein, die Störungsbilder. Durch sie wird ein neuer Aspekt für die Erfassung von Therapiezielen, bei einer Vielzahl ärztlicher Diagnosen, geschaffen. Die Störungsbilder, auch behandlungsbedürftige, funktionelle Auffälligkeiten genannt, können durch die Befundung der Physiotherapeuten/-innen oder die Informationsgabe der Patienten/-innen herausgefunden werden. Infolgedessen rückt die ärztliche Diagnose in den Hintergrund

und die physiotherapeutische Diagnostik steht im Mittelpunkt für eine wirksame Behandlung.

3.2 Modellkomponente

Man bezeichnet die Physio- und Bewegungstherapie als zentrale Komponenten des „Neuen Denkmodells". Darüber hinaus beinhaltet es die vier „Wirkorte", Erleben und Verhalten, das Bewegungssystem, die Bewegungsentwicklung und -kontrolle und die inneren Organe, die miteinander vernetzt sind und sich gegenseitig beeinflussen. Des Weiteren agieren exogene Faktoren mit den vier Wirkorten. Dazu gehören beispielsweise Familie, Arbeitsplatz, Sport, Ernährung, Gesellschaft, Einstellungen u.v.m. Daraus folgt, dass, wie in der folgenden Abbildung skizziert, die äußere komplexe Lebenswelt nicht nur mit einem „Wirkort" in Beziehung steht, sondern auf alle einwirkt. Demzufolge haben Hoffnungen und Wünsche bezüglich der eigenen Gesundheit Einfluss auf die gesamten „Wirkorte" und nicht nur auf den „Wirkort" des Erlebens und Verhaltens. Jedoch werden zur Verknüpfung der sozioökologischen Faktoren, also der Umwelt mit den Wirkorten das Nervensystem und körpereigene Informationsnetze benötigt. Deshalb ist es von großer Bedeutung die „gesamte Lebenswelt der Patient*innen" (Höppner & Richter, 2018, S.122) in die Therapie zu integrieren. Dies wird an dem Beispiel von chronischen nichtspezifischen Rückenschmerzen deutlich. Laut der „Nationalen Versorgungsleitlinie Nichtspezifischer Kreuzschmerzen" (BÄK, KBV & AWMF 2017:18) wird sichtbar, dass z.B. Arbeitsplatzgefährdung oder eine sichere Arbeitsstelle mit angenehmer Arbeitsatmosphäre Auswirkungen auf die Entstehung von Rückenschmerzen hat. Zudem kann der Missbrauch von Giftstoffen (beispielsweise Alkohol und/oder Nikotin) oder die Gestaltung der Freizeit positiven als auch negativen Einfluss auf Rückenschmerzen nehmen. Deshalb werden Lebenshintergründe bei der Therapie hinterfragt, um Faktoren zu finden, die den Krankheitszustand beeinflussen können. Es wird nicht nur nach gesundheitsgefährdenden Aspekten gesucht, sondern Ressourcen und auch „Kraftquellen" haben eine große Relevanz für den Heilungsprozess. Es ist bedeutend für eine angemessene und wirksame Behandlung der Krankheit.

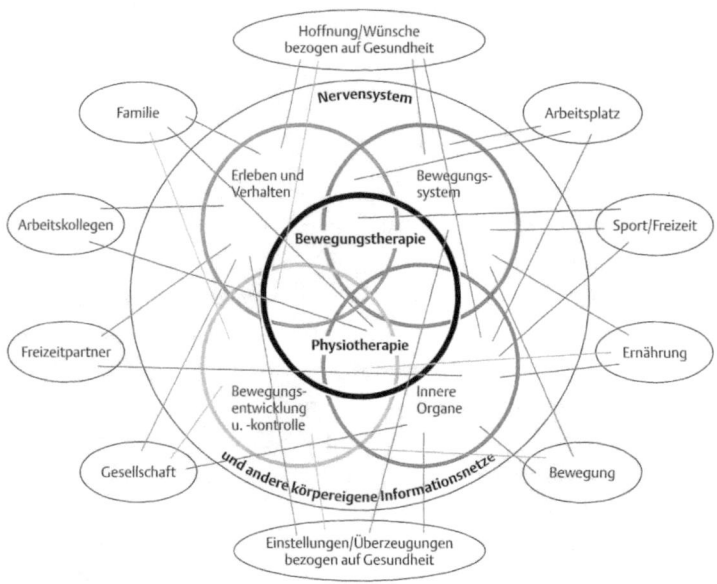

Abbildung 2: Erweiterte Darstellung des neuen Denkmodells, welches die gegenseitige Beeinflussung der einzelnen „Wirkorte" beschreibt

Zusätzlich integrierte man die Ebene der Störungsbilder, die einen weiteren Einflussfaktor für die vier Wirkorten des Modells darstellt. Zu den Störungsbildern und den „Wirkorten" zeigen sich weitere Aspekte auf, die mit einbezogen werden müssen. Hierzu gehören die Wirkabsichten, die Wirkprinzipien und die Wirkmittel, die in einer Intervention der Physiotherapie einfließen. Wirkabsichten sind als vereinbarte Ziele zu erklären, die durch eine aufklärende und aufhellende Kommunikation zwischen dem/der Therapeuten/-in und dem/der Patient/-in sichtbar werden. Dadurch werden gemeinsame Therapieziele, sowie Wünsche und Erwartungen verdeutlicht. Die nächste Ebene, die als Wirkprinzipien benannt wird, werden als „allgemein geltende Gesetzmäßigkeiten" (Höppner & Richter, 2018, S.127) verstanden, die einer physiotherapeutischen Behandlung zu Gute kommen. Hüter-Becker (2014:93) definierte die Wirkprinzipien als bio-psycho-sozio-ökologische Zusammenhänge und als Grundlage des Einflusses auf die Physiotherapie. Im Allgemeinen sind die Wirkprinzipien zu kombinieren und können eine Neuerung in mehreren Wirkorten auslösen.

Zuletzt sind die Wirkmittel zu erläutern, die „Techniken, Methoden und Konzepte der physiotherapeutischen Bewegungstherapie"(Höppner & Richter, 2018, S. 127) darstellen. Sie entfalten überall ihre Wirkung, wobei sie, je nach Auswahl der Technik, in einem

Bereich effektiver sind und in einem anderen unterschwellig wirksam empfunden werden. Die Integration unterstütz die Vorgehensweise des Untersuchungsprozesses und der Therapie. Nichtsdestotrotz ist die Beziehung zwischen Therapeut/-in und Patient/-in nicht außer Acht zu lassen. Sie ist ein wichtiger Bestandteil des ganzen Systems und hat einen hohen Stellenwert für den Behandlungsprozess und sein Ergebnis, denn „Die Schwerpunktsetzung zugunsten eines Funktionskreises erfolgt durch die Zielformulierung der Patienten/-innen." Zusammenfassend bezeichnet man dieses komplexe und strukturierte Netzwerk als „biopsychosoziale Ganzheit".

3.3 Grundannahmen und Zielsetzung

Das neue Denkmodell geht davon aus, dass Beschwerden, die subjektiv empfunden und objektiv gezeigt werden, ein wichtiger Bestandteil der Behandlung sind, so dass der Therapeut anhand dessen die bestmögliche Technik für eine erfolgreiche Regeneration bestimmen kann. Des Weiteren benötigt der/die agierende Therapeut/-in für sein/ihr Handeln Verständnis und Wissen über die Störungsbilder, um sich den „Zugang zum weiten Feld der medizinischen Krankheitsbilder..." (Höppner & Richter, 2018, S.125) zu erleichtern. Darüber hinaus wird angenommen, dass Bewegungen das Leben bestimmen und ohne Bewegung das Leben nicht existieren könnte, da ein Individuum „weder essen noch trinken, noch [...] Sexualität erleben oder Nachwuchs zeugen [könnte]."(Hüter-Becker, 2002, S. 12). Ziel des Konzeptes ist es, dass es in seiner Gesamtheit einen wichtigen Beitrag zur Behandlung des Patienten und Diagnostik in der Physiotherapie leisten soll. Was Kritiker annehmen lässt, dass es sich um „ein Beispiel für den zaghaften Beginn einer professionseigenen Theorieentwicklung in der deutschen Physiotherapie." (Probst, 2004, S. 37) handelt. Eine weitere Intention des Modells ist die Anknüpfung an „neue Arbeitsfelder in einem sich wandelnden Gesundheitssystem." (Höppner & Richter, 2018, S.132.). Unteranderem findet man Einklang in die Sozialwissenschaft, durch die Vertiefung in die Komponente des Erlebens und Verhaltens. Zusätzlich geht Hüter - Becker von einer Abhängigkeit der Gesundheit und Krankheit von den sozialökologischen Faktoren aus.

3.4 Theoretische Aussagen

Durch die große Relevanz des Wirkortes „Verhalten und Erleben" wird auch die Rolle dieser Komponenten für den Therapeuten an sich wichtig. Die Physiotherapeuten sollen die Eigenschaft der „Helfersyndrom-Persönlichkeit" (Höppner & Richter, 2018, S.131) ablegen, da dieses Merkmal die eigene Gesundheit gefährdet und man anfällig für einige

Erkrankungen (z.B. Burnout-Syndrom) werden kann. Patienten/-innen sollen sich zukünftig selbstverwaltender mit ihrer Gesundheit beschäftigen und den/die Therapeuten/-in eher als richtungsweisende Begleitung ansehen, die eine gleichberechtigte Position bezieht. Dies bedeutet, dass Patienten/-innen mitwirken dürfen, in Bezug auf den Prozess wichtiger Entscheidungen. Zu ihrer „Klientenzentrierten Therapie" äußert sich Antje Hüter-Becker wie folgt:

> klientenzentrierte Therapie den Patienten/Klienten als ein autonom handelndes Individuum in den Mittelpunkt aller Überlegungen und Interventionen [stellt]. Der Mensch wird dabei in erster Linie gesehen als selbst verantwortlich handelndes Individuum, das weitest gehende autonom entscheidet über sein Gesund-Bleiben oder Krank-Werden" (Hüter- Becker, 2003, S.2120f)

In Anlehnung daran, ist der/die Patient/-in nicht nur jemand mit behandlungsbedürftigen Symptomen, sondern soll „als ein psychophysisches Ganzes erfasst werden [...]."(Hüter-Becker, 2002, S.4). Folglich wird der/die Therapeut/in nicht nur als handanlegende/r Akteur/-in gesehen, da er/sie auch diagnostische, therapeutische und soziale Fähigkeiten mitbringen und ausbauen soll.

3.5 Das Beispiel der Sinfonie

Um die Einordnung der Störungsbilder verständlich zu erörtern nutzte Hüter-Becker den „Vergleich aus der Musik- im Sinne eines Orchesters."(Höppner & Richter, 2018, S.124). Die Partizipation eines Individuums verglich die Schöpferin des „neuen Denkmodells in der Physiotherapie" als „uneingeschränktes Klangerlebnis"(Höppner & Richter, 2018, S. 124). Nötige Handlungen und Aktivitäten, die die Partizipation ermöglichen benennt sie als „gespielte Sinfonie" (Höppner & Richter, 2018, S. 124). Gestimmte Instrumente sind als Sinnbild für das behandeln einzelner Funktionen des Körpers zu sehen. Die Verbesserung bzw. das Schulen von Funktionen werden als „Spielen eines Instruments"(Höppner & Richter, 2018, S. 124) dargestellt. Infolgedessen werden positiv erlernte Eigenschaften als das „Erklingen einer Sinfonie, die sich am Ende als freudvolles ungestörtes Klangerleben äußert" (Höppner & Richter, 2018, S. 124, 125) benannt. Störungsbilder werden mit einer Disharmonie gleichgesetzt, die durch verstimmte Instrumente erzeugt werden. Somit wird durch den Vergleich gezeigt, wie Krankheitsbilder neu einzuordnen sind.

3.6 Das Neue Denkmodell und die ICF

Die International ClassificationofDisabilityandHealth (ICF) wurde im Mai 2001 verabschiedet und „wurde als Mehrzweckklassifikation für verschiedene Disziplinen und Anwendungsbereiche entwickelt." (World Health Organization, 2001). Neben einer Wissenschaftlichen Grundlage für das intensive Auseinandersetzen mit der Gesundheit und ihre Determinante, stellt sie eine homogene Sprache um Gesundheit, Gesundheitszustände und ihre Domäne (Gebiete) zu formulieren und zu erläutern. „Diese Domäne wiederum werden unter den Gesichtspunkten des Körpers, des Individuums und der Gesellschaft betrachtet, was zur Klassifikation von ‚Körperstrukturen/Körperfunktionen', […] ‚Aktivitäten' […] und ‚Teilhabe' […] führt." (Hüter-Becker, 2002, S.5). Folglich erleichtert sie interdisziplinäre und interprofessionelle Zusammenarbeit. Des Weiteren findet die ICF beispielsweise Anwendung in der Erhebung und Dokumentation von Studiendaten. Die Forderung der Internationalen Klassifikation der Funktionsfähigkeit, Behinderung und Gesundheit ist, dass auch exogene Faktoren wie z.b. individuelle soziale Faktoren eines Patienten als wesentliche Determinante der Gesundheit berücksichtig werden sollten.

Diese Aussage ist mit dem Ansatz des „Neuen Denkmodells" vergleichbar, da auch hier nicht die alleinige Symptombeseitigung im Vordergrund steht, sondern dem Menschen die Teilhabe am alltäglichen Leben zu ermöglichen, mit Einbezug der Umweltfaktoren (Familie, Arbeitskollegen, Freundeskreis etc.) Darüber hinaus findet in beiden Modellen die Zielformulierung durch den Patienten statt. Zusätzlich greift Hüter- Becker ein weiteres Mal das Beispiel der „Sinfonie" auf und vergleicht die Behandlung der Körperstruktur und -funktion mit dem Stimmen eines Instruments, das Einstudieren von Aktivitäten mit dem Spielen des Instruments und die Partizipationsebene d.h. der Teilhabe am alltäglichen Leben, mit dem Klangerleben (Hüter- Becker, 2002, S.5).

3.7 Relevanz für den therapeutischen Beruf

Neben dem Entwurf des neuen Denkmodells der Physiotherapie, legte Hüter- Becker nicht nur eine wichtige Grundlage für zukünftige Forschungen der Wirksamkeiten von Techniken und Behandlung in der Therapie, sondern schuf darüber hinaus eine Orientierungsmöglichkeit für Studierende. Sie können durch das ganzheitlich vernetzte Denken ihre Handlungsfähigkeit erweitern. Zusätzlich kann es für die allgemeine Strukturierung der Physiotherapie, als Fachgebiet, genutzt werden. Gleichzeitig ist diese Grundlage nicht nur für Therapieberufe nützlich, denn wie Quinten (2002, S.12) erwähnte können auch Berufe die den menschlichen Körper „als zentrales Kontakt- und Interventionsmedium und seine Bewegungsmöglichkeiten nutzen.", wie z.B.

Gymnastiklehrer, Bewegungs- und Tanzpädagogen, Sportlehrer und weitere therapeutische Berufe. Ferner hilft es Physiotherapeuten ihre Behandlung zu planen und zu gestalten und eine Übersicht über die Behandlungs- und Technikmöglichkeiten zu bekommen oder zu behalten. Ebendarum kann der Therapeut mit seinem Patienten alltags- und situationsbezogene koordinierte, willkürliche Abfolgen von Einzelbewegungen üben. Ebenfalls kann das Konzept wie das ICF die interdisziplinäre Arbeit erleichtern, in dem es verschiedene Aspekte des menschlichen Körpers, die auf ihn einflussnehmenden soziöökologischen Determinanten und der Lebensweise des Individuums miteinander verknüpft.

4 Schlussbetrachtung

4.1 Kritischer Diskurs

Obwohl Hüter-Becker die Bewegungstherapie als zentrales Element ihrer physiotherapeutischen Intervention beschreibt, wird zu keinem Zeitpunkt eine konkrete bzw. zielgerichtete Definition dieses Begriffes erörtert. Die Frage des zentralen Punktes der Theorie wird kontrovers diskutiert, da einerseits Autoren, sowohl in dem Buch „Theorie und Modelle der Physiotherapie" von Heidi Höppner und Robert Richter, als auch in dem Buch „Modelle und Praxiskonzepte der Physiotherapie" von Katharina Scheel, den „Wirkort" des Erlebens und Verhaltens als wichtigsten Punkt des Modells und größten einflussnehmenden Faktor beschreiben. Andererseits wird in weiteren literarischen Werken wie z.B. „Das neue Denkmodell in der Physiotherapie, Band 1: Bewegungssystem" von Antje Hüter- Becker, das Bewegungssystem als elementares Fundament des Konzeptes genannt und ausführlich beschrieben. Zusätzlich beklagen Autoren wie Robert Richter den Mangel an Evidenz und die daraus resultierende geringe Fundierung dieser Theorie sowie die fehlenden Quellenangaben (Höppner, Richter, 2018, S. 129). Darüber hinaus zweifelt Scheel die Einordnung zu bereits vorhandenen Gesundheitsmodellen wie das ICF, bio- psycho- soziale Modell und das Salutogenetische Konzept an. (Höppner, Richter, 2018, S. 129). Des Weiteren wird auch kein Clinical Reasoning in das Modell miteinbezogen.

4.2 Fazit

Zusammenfassend lässt sich sagen, dass Antje Hüter- Becker eine solide Grundlage für das Strukturieren physiotherapeutischer Handlungen, Behandlungsmöglichkeiten, Diagnostik und physiotherapeutischem Wissen geschaffen hat. Darüber hinaus hat „das neue Denkmodell in der Physiotherapie" durch die Vernetzung und das Zusammenspiel von der Physiotherapie und der Bewegungstherapie sowie den vier Wirkorten das Erleben und Verhalten, das Bewegungssystem, die Bewegungsentwicklung und-kontrolle und die inneren Organe und auch mit den exogenen bzw. sozioökologischen Faktoren wie z.b. die Gesellschafft, die Familie und Freunde, die Einstellung und Wünsche bezüglich der Gesundheit und der Arbeitsplatz eines Individuums, eine neue Sichtweise in die Behandlungsstruktur der Physiotherapie gebracht. Neben einigen Vorteilen für das therapeutische Handeln, birgt diese Intervention auch viele negative Kritikpunkte. Wie bereits im kritischen Diskurs erwähnt baut das Konzept eher auf therapeutisch praktischen Erfahrungen und Überlegungen auf, als auf Evidenz und Clinical Reasoning. Dementsprechend wäre eine Langzeitstudie, um die eventuelle Steigerung der Effektivität der therapeutischen Diagnostik und Behandlung nach dem „Neuen Denkmodell" nachzuweisen, wünschenswert. Eine Frage, die durch diese Arbeit nicht geklärt werden konnte, ist die mangelnde Definition der Bewegungstherapie, obwohl dies ein essentieller Teil ihres Denkmodells ist. Allerdings ist die Wichtigkeit der Beziehung zwischen dem/der Therapeuten/-in und dem/ der Patient/-in in Hüter- Beckers Konzept positiv zu bewerten, da es den Aussagen vieler aktueller Gesundheitsmodelle entspricht und die Basis für einen erfolgreichen Behandlungsprozess ausmacht. Im Kontrast zu Hüter-Beckers Aussage (2002, S.5): „ Das ‚Eingliedern […] in ein größeres Ganzes` gelingt die Passung des ‚Neuen Denkmodells' mit der ICF", sind Modelle oder Konzepte wie die ICF oder das Salutogenese Modell, durch ihre Evidenz von höherer Relevanz für den heutigen physiotherapeutischen, ergotherapeutischen sowie logopädischen Beruf. Zum Schluss sollte es nicht unerwähnt bleiben, dass es eine Herausforderung ist eine evidenzbasierte wissenschaftliche Arbeit über ein empirisches Modell, zu schreiben.

5 Abbildungsverzeichnis

Abbildung 1: Die Bewegungstherapie mit ihren Therapieformen, durch welche sie vorbereitet und ergänzt wird. 4

Abbildung 2: Erweiterte Darstellung des neuen Denkmodells, welches die gegenseitige Beeinflussung der einzelnen „Wirkorte" beschreibt 6

6 Literaturverzeichnis

Aschoff, F., Portal für Physiotherapeuten, www.physiotherapeuten.de/antje-hueter-
-1941-2016/#.XDnEmy2X9QI

Höppner H., Richter R., Theorie und Modelle der Physiotherapie, 2018

Hüter- Becker, A. et al., Das neue Denkmodell in der Physiotherapie, 2002

Scheele, K., Modelle und Praxiskonzepte der Physiotherapie, 2013

BEI GRIN MACHT SICH IHR WISSEN BEZAHLT

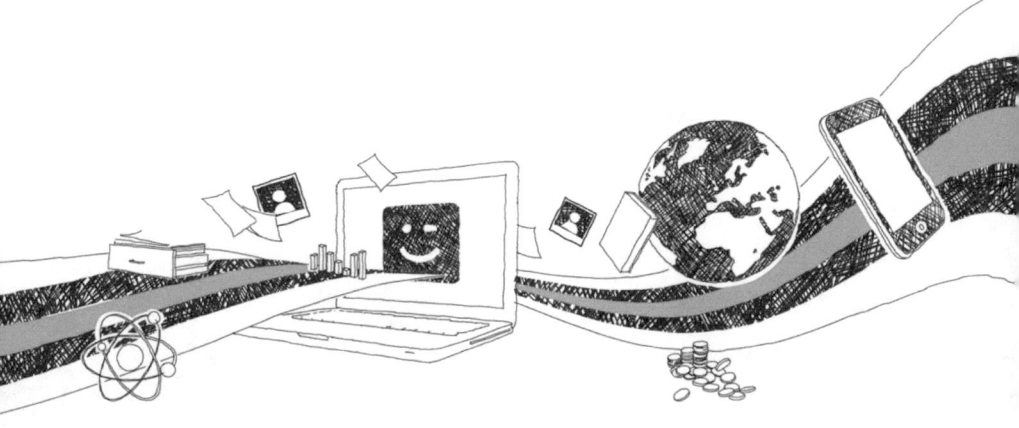

- Wir veröffentlichen Ihre Hausarbeit, Bachelor- und Masterarbeit

- Ihr eigenes eBook und Buch - weltweit in allen wichtigen Shops

- Verdienen Sie an jedem Verkauf

Jetzt bei www.GRIN.com hochladen und kostenlos publizieren

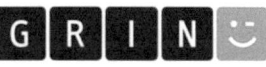